如果你有 动物的脚

藏宝图

U0258232

[美]桑德拉·马克尔 著

[英]霍华德·麦克威廉 绘

何沁雨 译

中信出版集团

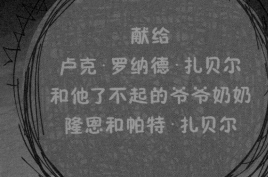

献给

卢克·罗纳德·扎贝尔

和他了不起的爷爷奶奶

隆恩和帕特·扎贝尔

图书在版编目（CIP）数据

如果你有动物的脚 /（美）桑德拉·马克尔著；
（英）霍华德·麦克威廉绘；何沁雨译. -- 北京：中信
出版社，2018.10（2025.5重印）
（如果你有动物的鼻子）
书名原文：What If You Had Animal Feet！？
ISBN 978-7-5086-9380-4

Ⅰ.①如… Ⅱ.①桑…②霍…③何… Ⅲ.①足-儿
童读物 Ⅳ.①R323.7-49

中国版本图书馆CIP数据核字 (2018) 第 201302 号

如果你有动物的脚
（如果你有动物的鼻子）

著　者：[美]桑德拉·马克尔
绘　者：[英]霍华德·麦克威廉
译　者：何沁雨
出版发行：中信出版集团股份有限公司
　　　　　（北京市朝阳区东三环北路27号嘉铭中心　邮编　100020）
承　印：北京尚唐印刷包装有限公司

开　本：880mm×1230mm　1/16　　印　张：10　　字　数：100千字
版　次：2018 年 10 月第 1 版　　印　次：2025 年 5 月第 27 次印刷
京权图字：01-2015-8280
书　号：ISBN 978-7-5086-9380-4
定　价：75.00 元（全 5 册）

出　品：中信儿童书店
图书策划：中信出版·红披风
策划编辑：刘童　责任编辑：刘童 刘莲　营销编辑：李晓彤 谢沐 张雪文
装帧设计：李海超 李晓红

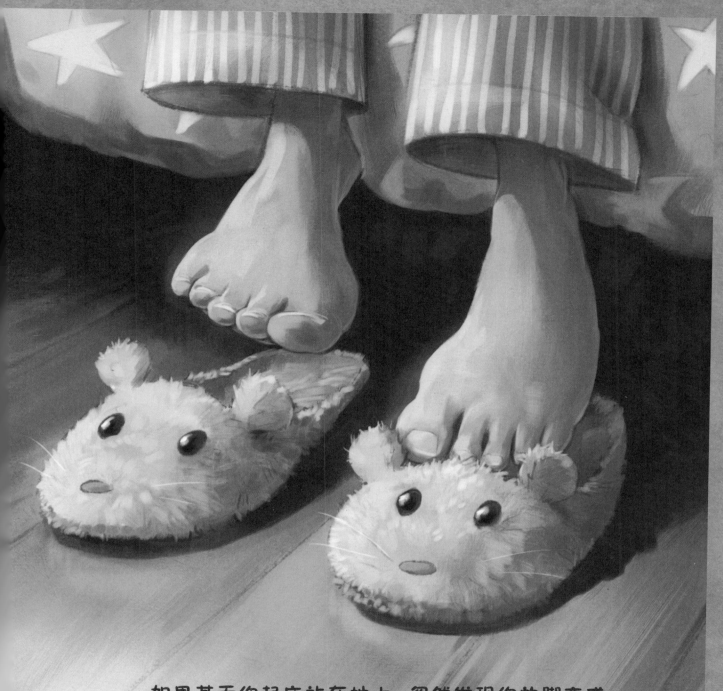

　　如果某天你起床站在地上，忽然发现你的脚变成了别人的，怎么办？如果……这个"别人"是某种动物呢？你的生活又会发生怎样的变化？

灰袋鼠

灰袋鼠的后脚特别大。成年灰袋鼠光是脚底板就有约45厘米长！有一双这样的大脚，它们轻松一跃就有9米多远。这样一来，它们移动的速度就非常快。

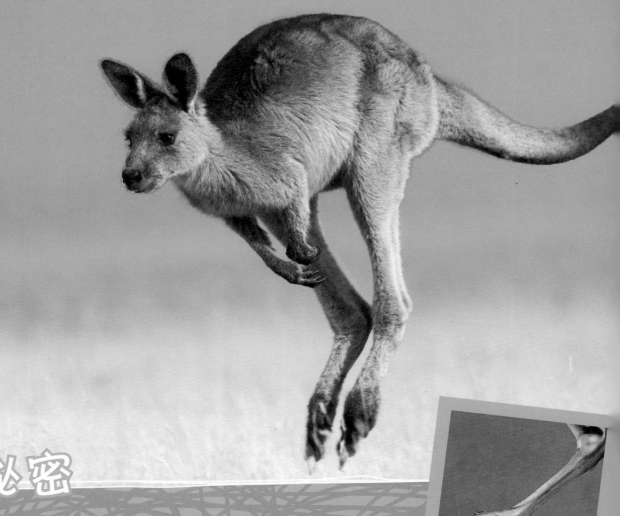

小秘密

灰袋鼠喜欢和伙伴们住在一起，这种行为叫作"群居"。如果有一只灰袋鼠察觉到危险，它就会用后脚重重跺地，提醒其他伙伴。

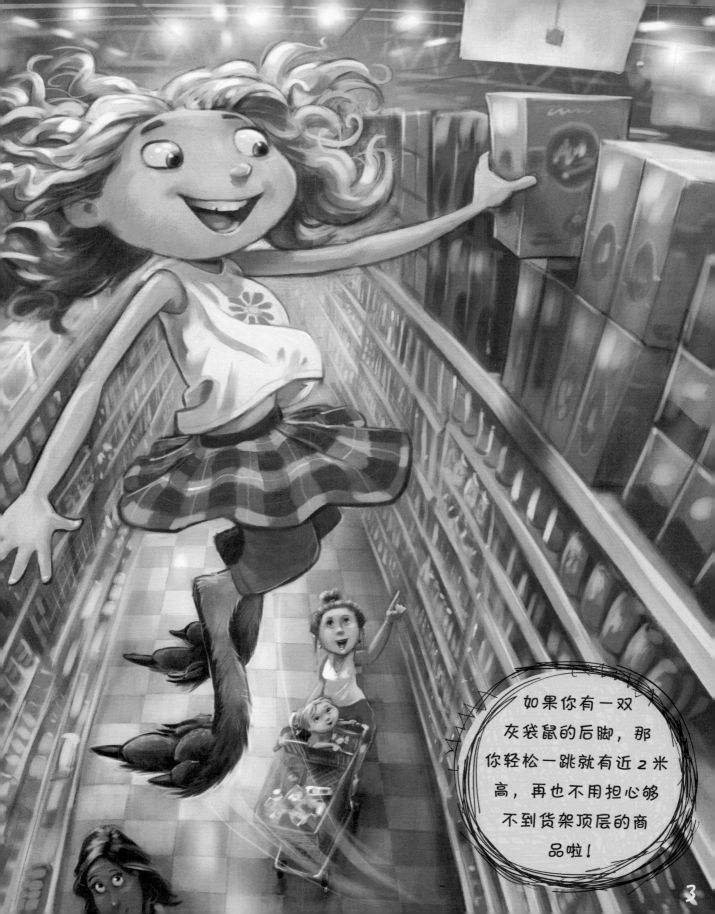

如果你有一双灰袋鼠的后脚，那你轻松一跳就有近2米高，再也不用担心够不到货架顶层的商品啦！

家蝇

家蝇的脚上有细小的爪钩，抓东西非常方便。另外，它的脚底板上还有一层细丝，能分泌出像胶水一样的东西。所以，家蝇不论站在哪里都稳稳当当——哪怕是倒挂在天花板上！

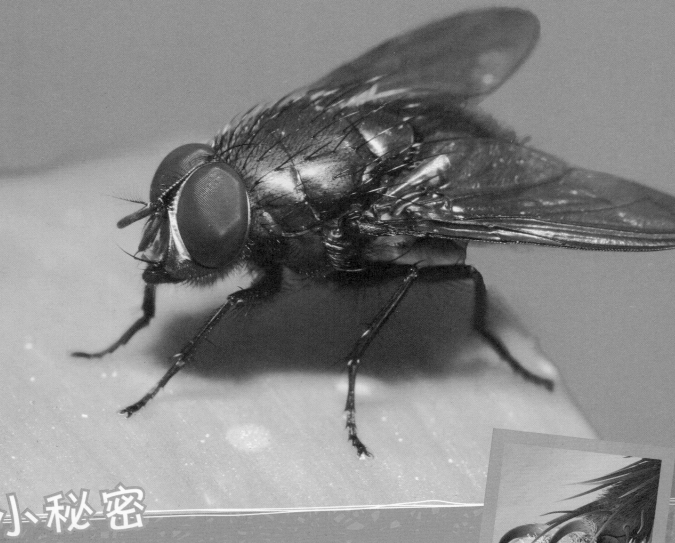

小秘密

家蝇的脚上还分布着味觉器官，它们的作用和你舌头上味蕾的作用一样。所以，家蝇只要伸伸脚，就能尝出东西的味道！

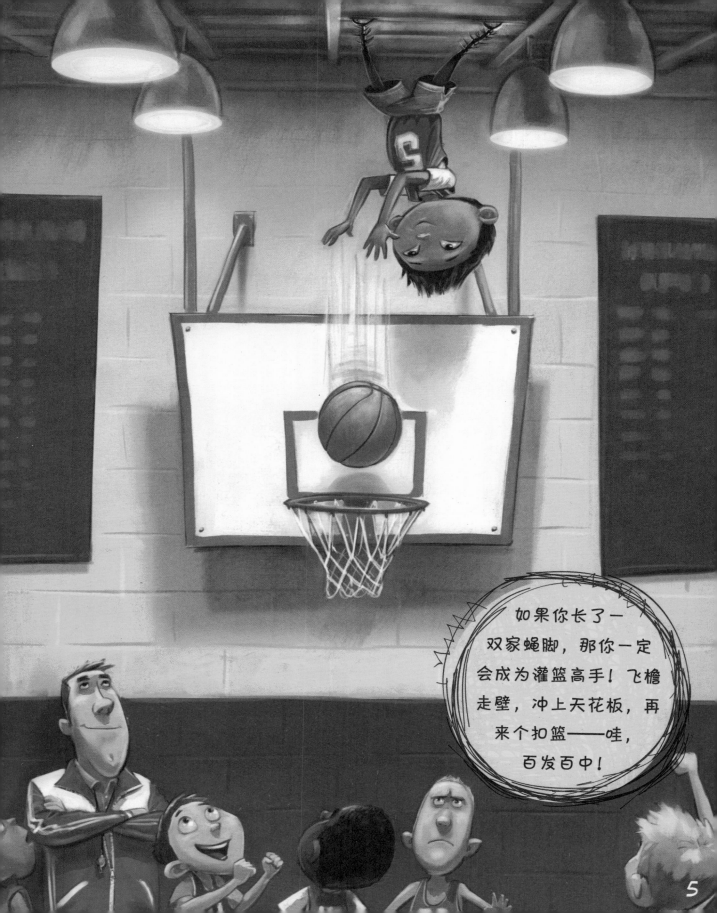

如果你长了一双家蝇脚,那你一定会成为灌篮高手!飞檐走壁,冲上天花板,再来个扣篮——哇,百发百中!

蛇怪蜥蜴

蛇怪蜥蜴的后脚趾特别长，而且脚下覆盖有磷片，这些有利于产生汽泡。从而使蛇怪蜥蜴可以在水面上奔跑。蛇怪蜥蜴快跑起来的话，至少可以在水面上跑4.5米。

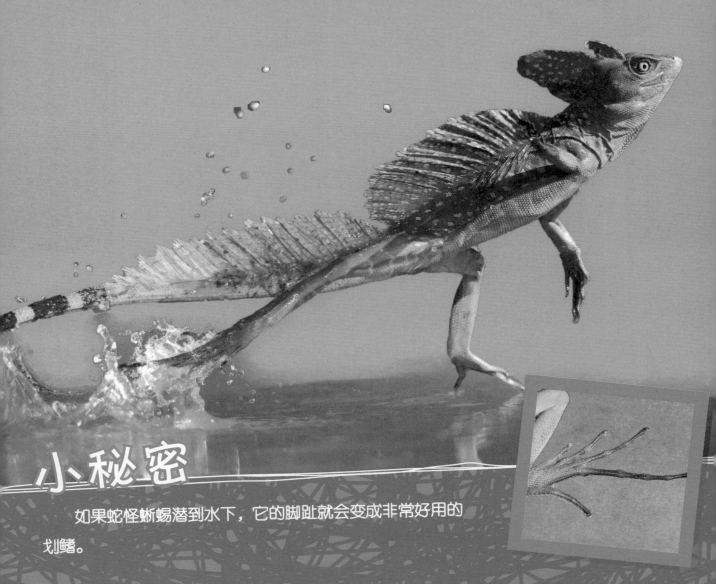

小秘密

如果蛇怪蜥蜴潜到水下，它的脚趾就会变成非常好用的划鳍。

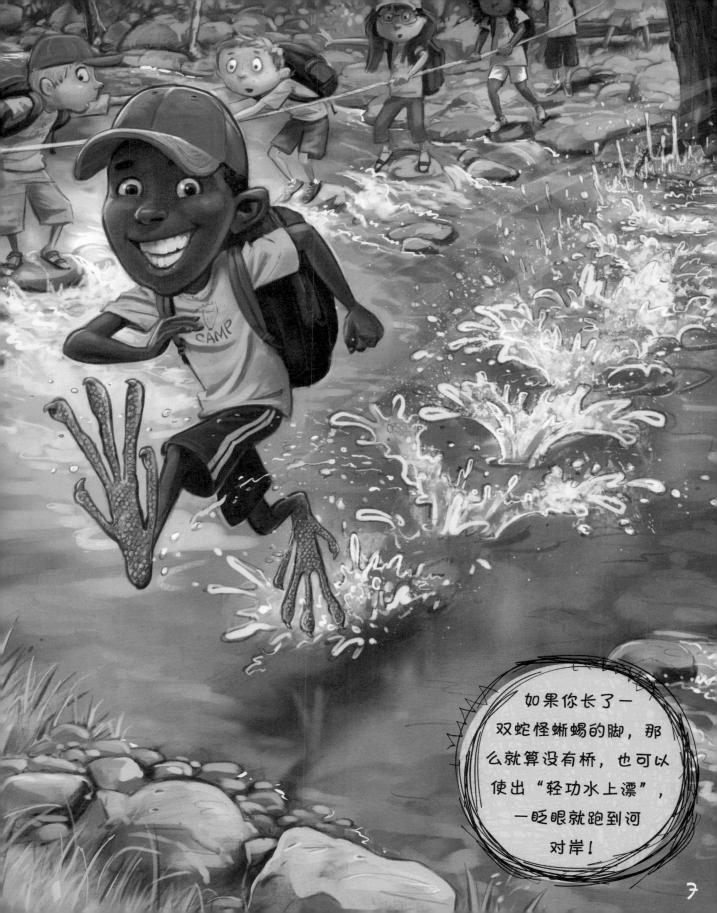

如果你长了一双蛇怪蜥蜴的脚,那么就算没有桥,也可以使出"轻功水上漂",一眨眼就跑到河对岸!

猎豹

猎豹的脚掌和脚趾下面都长着肉垫，脚趾上还有趾甲，这样的脚就叫作爪子。猎豹的爪垫非常结实，而且像轮胎一样有凸纹，坚固的趾甲就像鞋钉一样，使猎豹在高速奔跑时，一点儿也不会打滑。有了这样神奇的爪子，猎豹的奔跑速度可以达到每小时112千米，是名副其实的短跑冠军！

小秘密

猎豹爪垫上的凸纹和人类的指纹一样，是独一无二的。这就意味着，没有两只一模一样的豹爪。

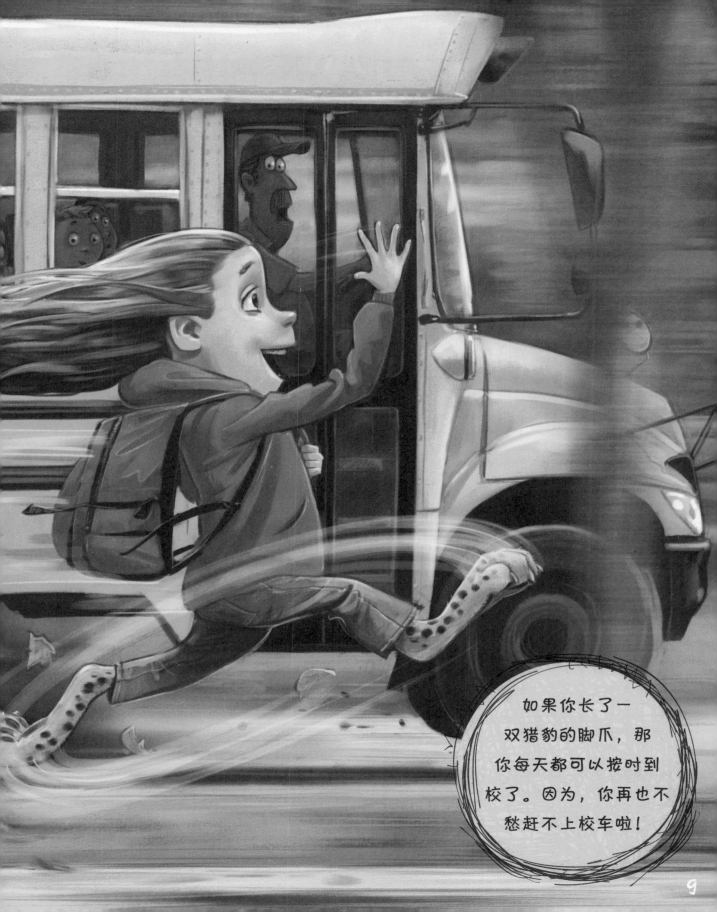

如果你长了一双猎豹的脚爪，那你每天都可以按时到校了。因为，你再也不愁赶不上校车啦！

灰狼

灰狼的脚也叫爪子。当它们在雪地上行走时，脚趾是分开的，而且张得很开。这会让爪子变大，就像人穿了雪地鞋一样，可以分散体重。这样一来，灰狼的爪子就不会陷得很深，跑起来也更轻快。

小秘密

灰狼的爪子里分布着细小的血管，所以，即使站在冰面上，爪子也不会冷。

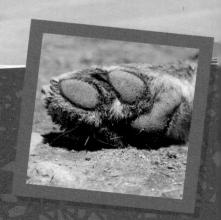

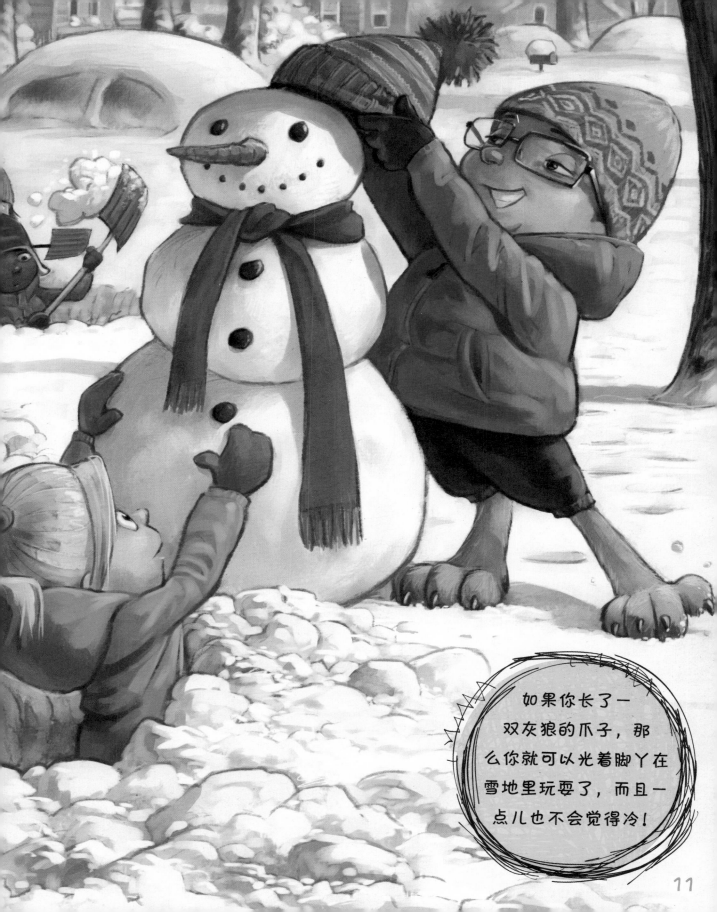

如果你长了一双灰狼的爪子，那么你就可以光着脚丫在雪地里玩耍了，而且一点儿也不会觉得冷！

鸭嘴兽

鸭嘴兽的脚趾间有蹼，这样的脚叫作蹼趾。它前脚的脚蹼很长，甚至比脚趾还要长。这样一来，前脚就成了一副完美的游泳脚蹼。不过，当鸭嘴兽在走路、挖或者抓挠时，这层蹼就会向回缩，露出又尖又硬的趾甲来。

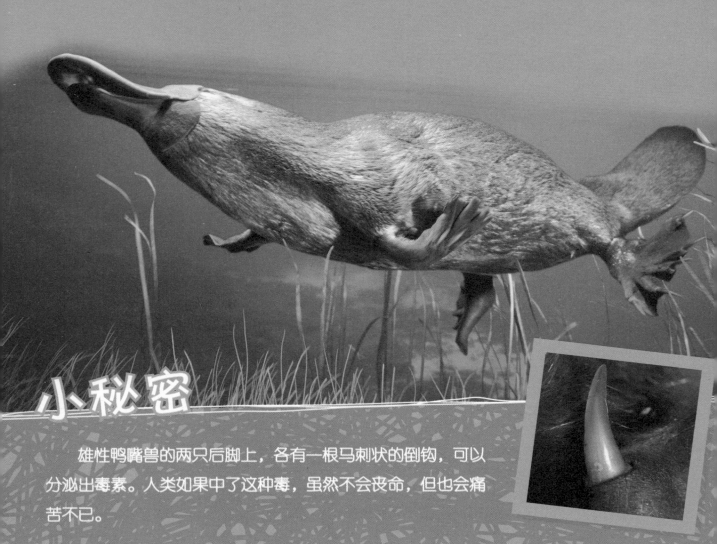

小秘密

雄性鸭嘴兽的两只后脚上，各有一根马刺状的倒钩，可以分泌出毒素。人类如果中了这种毒，虽然不会丧命，但也会痛苦不已。

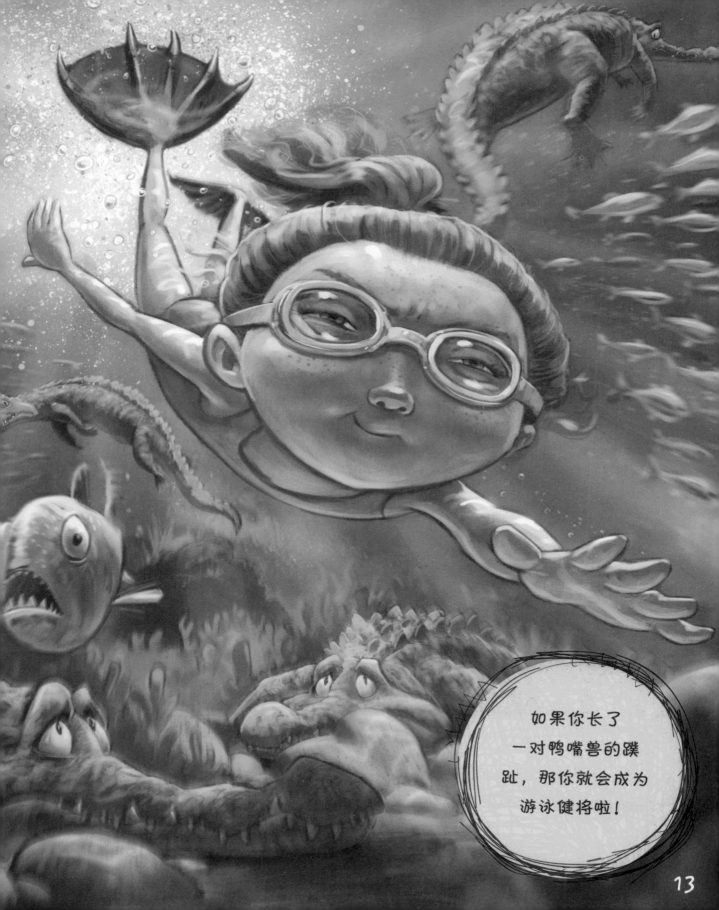

如果你长了一对鸭嘴兽的蹼趾，那你就会成为游泳健将啦！

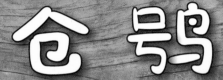

仓鸮

仓鸮的脚上有四根脚趾，脚趾上长着又长又弯、非常尖锐的趾甲。通常，其中三根脚趾朝前，第四根朝后。不过，仓鸮每只脚上的第二根脚趾都可以向后反转。这样一来，仓鸮就可以紧紧抓住挣扎的猎物，比如老鼠或田鼠。

小秘密

仓鸮第二根脚趾的趾甲盖下有类似梳齿的结构，可以用来梳理脸上的羽毛。这些羽毛会将声音汇集起来，再传递到耳朵里。这样，仓鸮在捕食时，不但可以眼观六路，还能够耳听八方！

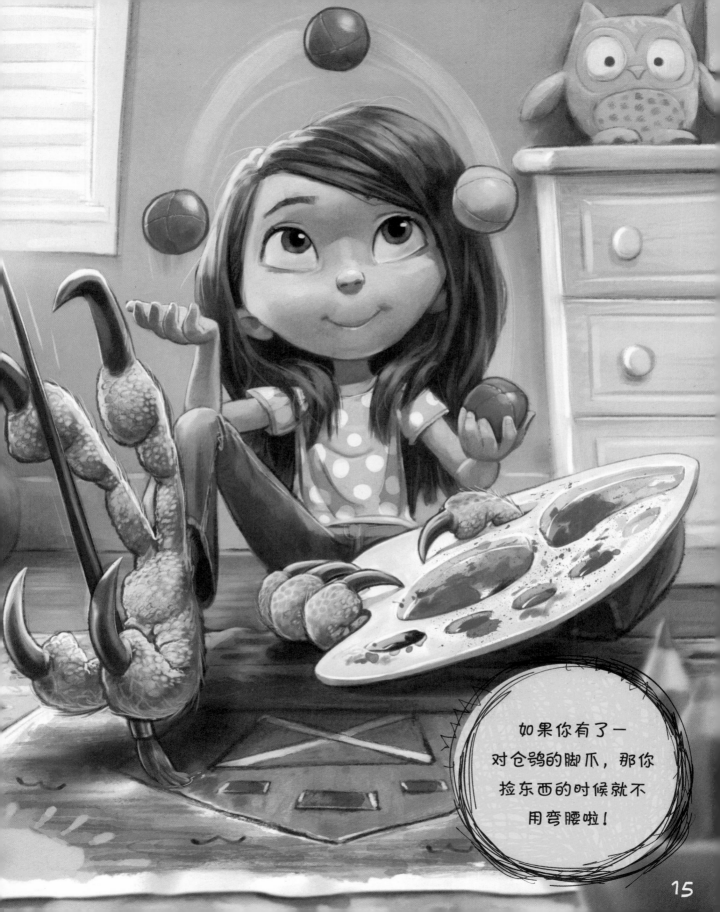

如果你有了一对仓鸮的脚爪，那你捡东西的时候就不用弯腰啦！

土豚

土豚的脚趾上长着又尖又硬的趾甲，前脚趾上的趾甲还是铲子形状的。所以，不管它们是要挖一条地道，还是找蚂蚁和白蚁来吃，都非常方便。

小秘密

土豚在遇到狮子或美洲豹等天敌时，会挖一条地道逃走。如果不小心被抓住，它就会滚到地上，伸出趾甲用力抓挠敌人。

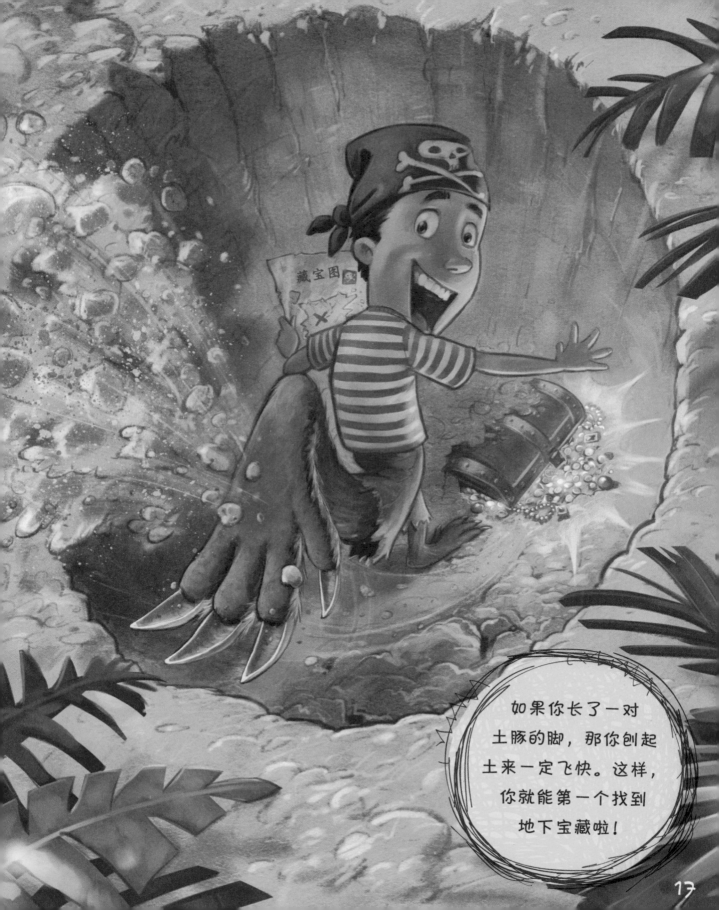

藏宝图

如果你长了一对土豚的脚，那你刨起土来一定飞快。这样，你就能第一个找到地下宝藏啦！

非洲巨人马陆

非洲巨人马陆的身体有很多节。马陆幼虫刚出生时，身体只有4~5节。不过，当它慢慢长大后，环节就会越来越多，而且每一节上长有4只足。成年马陆的身体约有40节，身上的足密密麻麻，而且每只都必不可少。马陆在地底下挖地道，四处爬行。所以它的一些足负责爬行，另一些足则负责搬走挡路的垃圾。

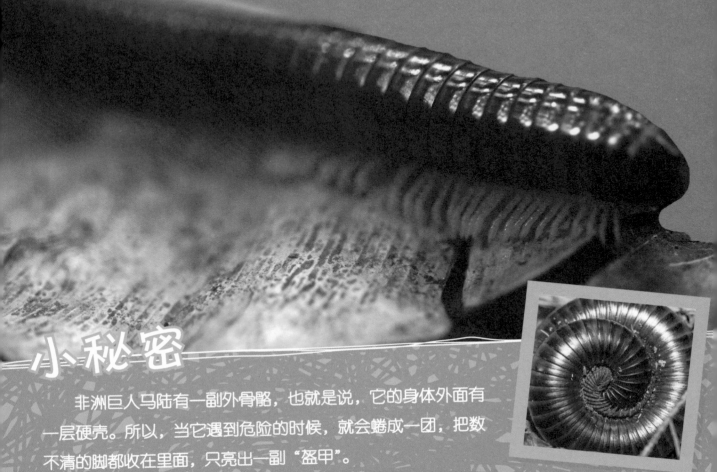

小秘密

非洲巨人马陆有一副外骨骼，也就是说，它的身体外面有一层硬壳。所以，当它遇到危险的时候，就会蜷成一团，把数不清的脚都收在里面，只亮出一副"盔甲"。

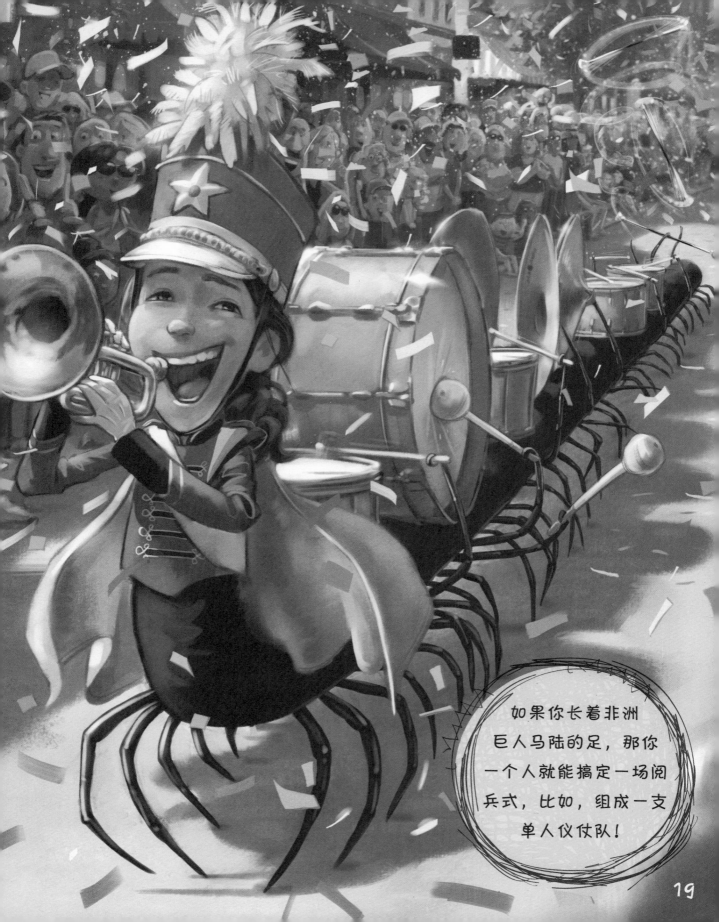

如果你长着非洲巨人马陆的足，那你一个人就能搞定一场阅兵式，比如，组成一支单人仪仗队！

19

雪羊

雪羊的趾端裹着一层坚硬的甲状物，叫作蹄子。雪羊的蹄子分成两瓣，每一瓣都可以自由活动。有了这样的蹄子，它在遍地岩石的高地上也能行走自如。

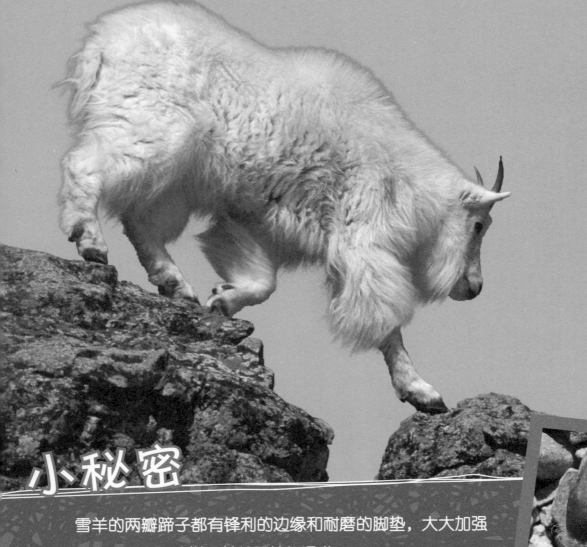

小秘密

雪羊的两瓣蹄子都有锋利的边缘和耐磨的脚垫，大大加强了蹄子的抓地力，这样雪羊就不怕打滑啦。

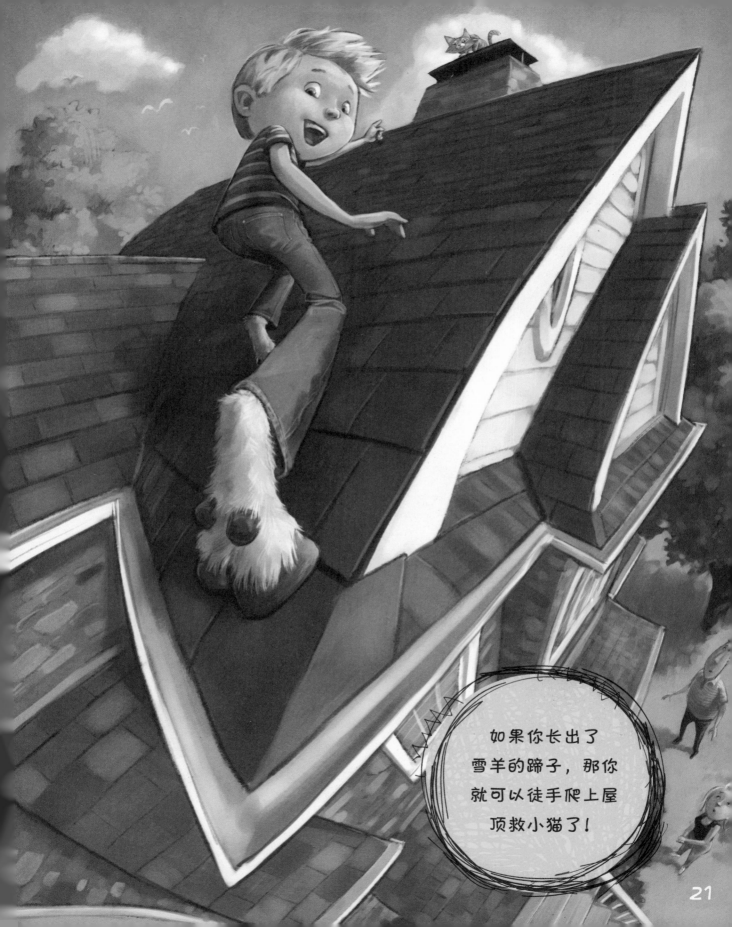

如果你长出了雪羊的蹄子，那你就可以徒手爬上屋顶救小猫了！

白犀牛

白犀牛的脚底板弹性十足，它的三根脚趾上长着蹄子一样的趾甲，非常耐磨。每走一步，它的脚垫都会重重压下去，脚趾大大张开，可以撑起全身的重量。这种支撑力对它来说必不可少——要知道，一头成年白犀牛重达3 000多千克！

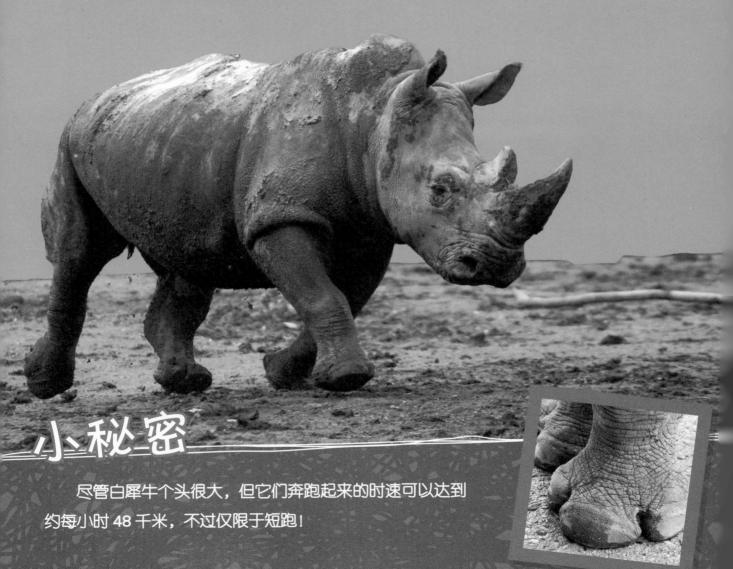

小秘密

尽管白犀牛个头很大，但它们奔跑起来的时速可以达到约每小时 48 千米，不过仅限于短跑！

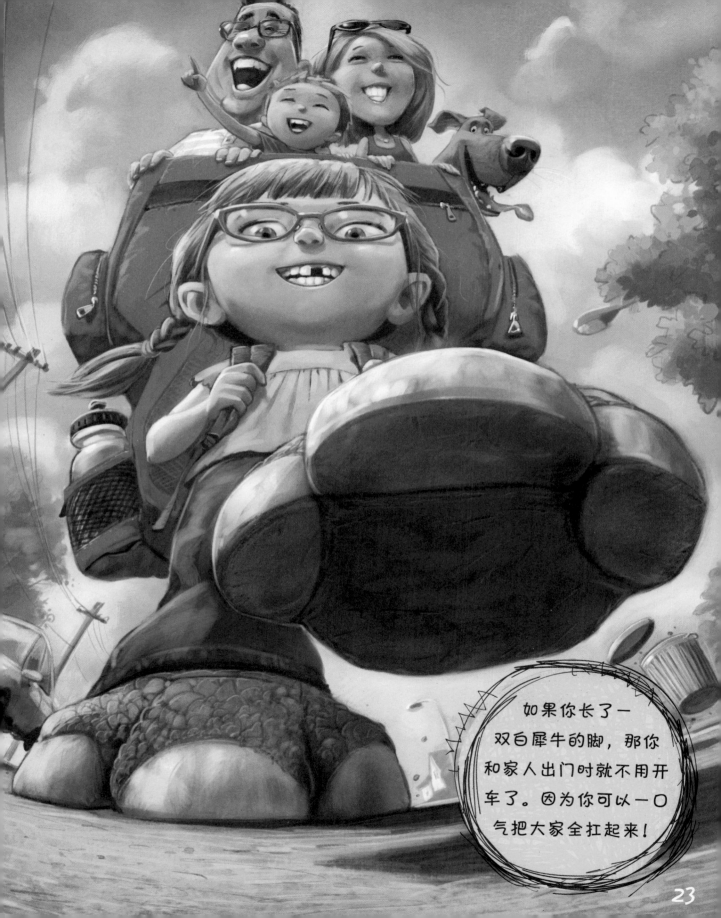

如果你长了一双白犀牛的脚，那你和家人出门时就不用开车了。因为你可以一口气把大家全扛起来！

23

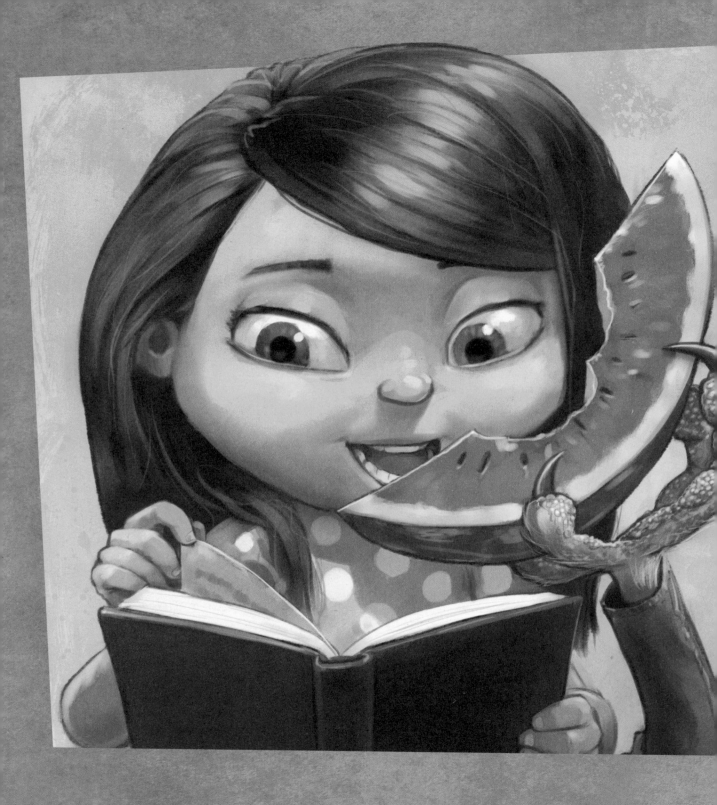

如果你有一双动物的脚，也许起初感觉还不错。不过，你并不需要用脚来抓取食物，在水上行走，或者在天花板上倒挂金钩，也不需要

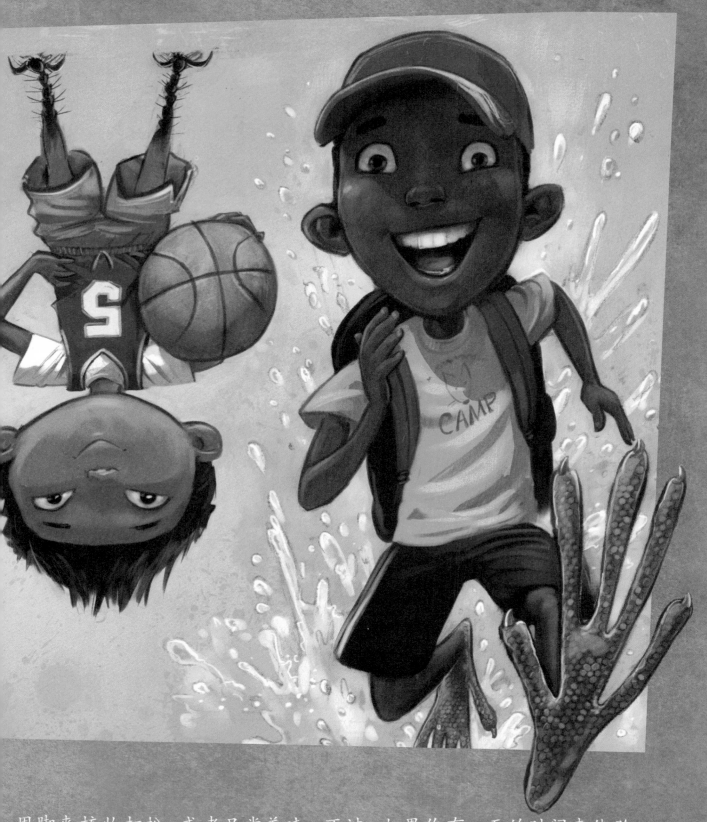

用脚来梳妆打扮，或者品尝美味。不过，如果你有一天的时间来体验
拥有动物的脚的感觉，你会选择哪一种动物呢？

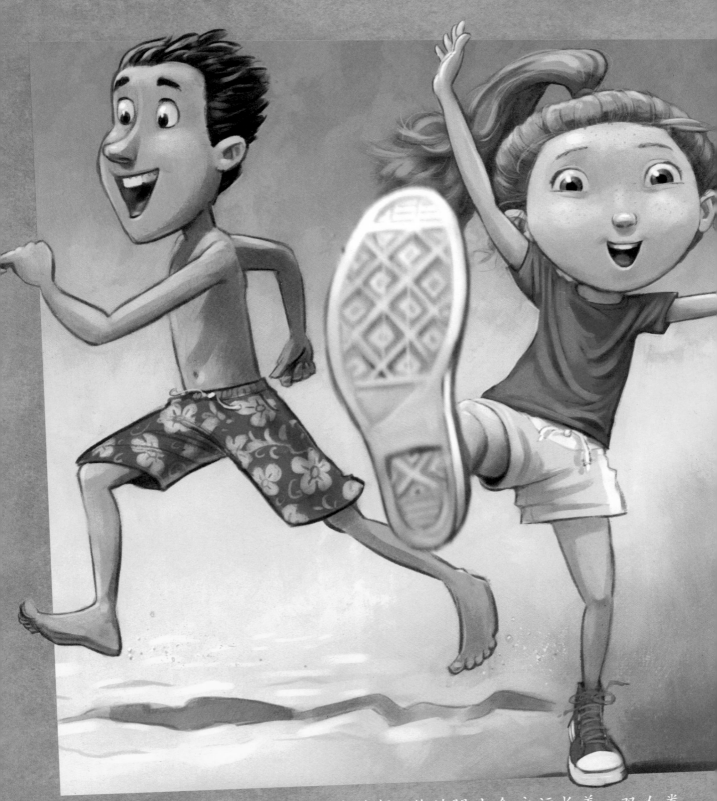

幸运的是，你并不需要做出选择。你的腿上会永远长着一双人类的脚，有了它们，你可以跑步、行走、跳舞、蹦蹦跳跳，也可以老老实实

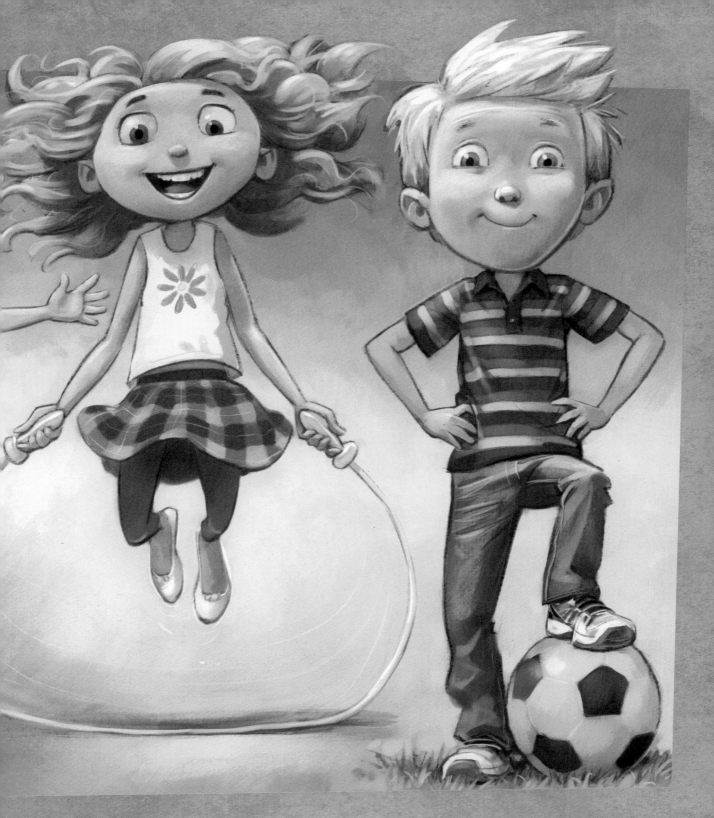

站着。如果穿上合适的鞋子，你还可以用双脚做更多的事。而且，如果你经常运动，你的脚看起来会很有型。

你的脚有什么特别之处？

你的两只脚都是独一无二的。任何人都不可能有两只一模一样的脚。脚趾上的纹路和指纹一样，都是唯一的。而且，一只脚往往要比另一只脚大一些。根据《吉尼斯世界纪录大全》记载，拥有世界上最大的脚的人来自委内瑞拉。他的左脚有39.6厘米长，右脚有40.1厘米长。当然，他只能穿定做的鞋子！

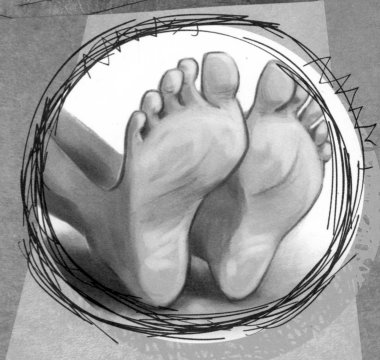

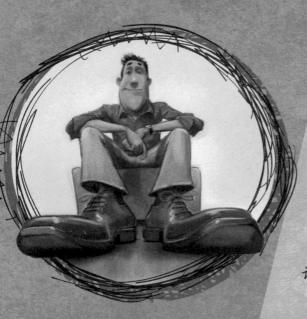

最重要的是，你的脚是用来运动的。人的每只脚由26块骨头组成。除此之外，脚上还有很多块肌肉，它们可以拉动骨头，并让骨头活动。

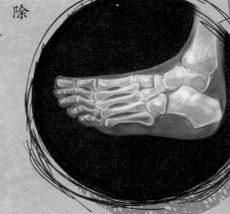

注意
脚部健康

　　只有让双脚保持健康，才能让它更好地为你服务。下面是一些护脚小窍门：

●要选择合脚的鞋子。鞋子太紧会勒得脚疼，还会引出趾甲内生症等问题。

●要经常运动，锻炼脚部肌肉，保持脚的灵活。尽量在草地或泥土地上走路或玩耍，这比走在硬水泥地上要轻松一些。

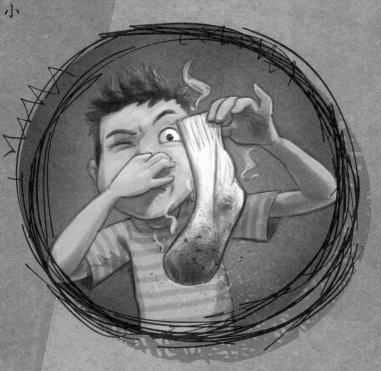

●每天认真洗脚、擦脚，尤其是脚趾缝，这样可以避免出现足癣。足癣是一种真菌性皮肤病。还要注意脚上的伤口、水疱或者溃疡。如果出现以上情况，一定要让大人帮忙治好它。如果没有很快痊愈，就要去看医生了。

●穿鞋时一定要穿袜子。袜子可以起到减震的作用，还可以避免鞋子磨脚，也可以吸收脚汗。还有，如果不想让脚上爬满细菌，一定要经常换洗袜子！

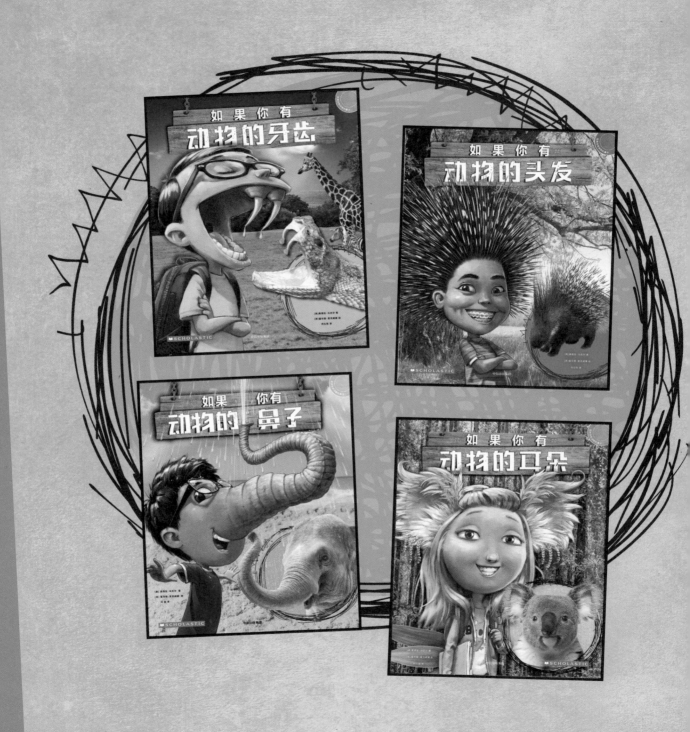